AF299087

AVIS

SUR LE TRAITEMENT

DES

MALADIES VÉNÉRIENNES,

OU

DESCRIPTION par laquelle on peut reconnaître les symptômes de ces terribles maladies ; les moyens que l'on peut employer soi-même pour se guérir radicalement ; et les circonstances dans lesquelles les soins d'un habile médecin sont indispensables.

PAR F. DELARUE,

(Du Puy-de-Dôme.)

DOCTEUR EN MÉDECINE, etc.

PARIS,

CHEZ { L'AUTEUR, rue de l'Arbre-Sec, n. 22 ;
CROCHARD, Libraire, rue de l'École-de-Médecine, n°. 3 ;
DENTU, Libraire, au Palais-Royal.

1816.

TABLE DES MATIÈRES.

AVIS

SUR LE TRAITEMENT

DES

MALADIES VÉNÉRIENNES.

Beaucoup d'ouvrages ont paru
sur les maladies vénériennes; mais
tous, plus ou moins diffus, plus
ou moins scientifiques, ne sauraient éclairer la société en général sur les moyens à employer
pour se préserver des progrès d'une

maladie qui, lorsqu'elle est ancienne et invétérée, fait souvent
le désespoir du médecin instruit
qui ne peut déjà plus garantir les
jours du malade, voué par sa faute
à une mort certaine, précédée des
tourmens les plus affreux, et presque toujours d'un aspect aussi
dégoûtant pour lui que pour ceux
qui l'environnent. Mais lorsqu'un
médecin philantrope réfléchit sur
une maladie si communément ré-
pandue dans la société, lorsqu'il
pense qu'une foule d'ignorans em-
piriques, se disant experts dans
son traitement, qu'ils connoissent
moins bien que la plupart de ceux

qui viennent chèrement acheter leurs remèdes, lorsqu'il a la conviction que le charlatanisme se joue publiquement, sur ce point comme sur bien d'autres, de la santé des hommes, ne doit-il pas se sentir indigné, révolté, de pareils abus? ne doit-il pas faire tous ses efforts pour les faire cesser, puisqu'il en a les moyens? Un médecin aura-t-il honte de servir dignement l'humanité? refusera-t-il d'écrire pour le commun des hommes, et de se rendre intelligible pour eux, surtout lorsqu'il doit les éclairer sur leurs plus chers intérêts, leur santé?

L'immortel Tissot, dont les ouvrages sont répandus dans les mains de tout le monde, n'a pas dédaigné d'écrire pour le peuple, et c'est par ce moyen qu'il a volé à la postérité et qu'il a rempli une si noble tâche envers l'*humanité*. Bel exemple à imiter, mais qui ne le sera jamais assez !

En prenant la tâche de mettre sous les yeux de l'intérêt public et des hommes instruits le tableau de la maladie vénérienne ou de la *syphilis*, je ne prétends pas écrire pour l'instruction de mes confrères, je n'en ai pas l'ambition :

maïs je réclame leur suffrage, parce que je desire être assez clair, assez intelligible pour le lecteur le moins éclairé, le moins instruit, et que j'espère arriver à ce but que je me propose. Je désire que tout homme qui aura bien voulu se donner la peine de me lire puisse connoître aussi facilement les différentes périodes ou complications de la syphilis, que le médecin qui en a fait une étude particulière, et par cela le mettre en garde contre les embûches d'un charlatanisme déhonté, qui n'en veut qu'à sa bourse. J'espère en outre le voir dans la possibilité

de se soigner lui-même radicalement, dès les premières appari-
tions du mal, toujours très-sûre-
ment et avec très-peu de frais.
Le lecteur, guidé dans l'objet
de comparaison qu'il aura à faire,
ne pourra jamais s'égarer pour
aborder au port de sa guérison.
Mais avant de parler des maladies
vénériennes, une description ana-
tomique succincte des organes de
la génération, dans l'un et l'autre
sexe, mettra, je pense, mes lecteurs plus à même de juger et de
l'état de leur santé, et de la vérité
des raisonnemens que je serai
obligé d'employer pour démon-

trer, ce qui me sera facile, la nécessité, et des moyens à employer selon la gravité du mal, et des circonstances dans lesquelles les soins et les conseils d'un médecin instruit doivent être suivis avec la plus scrupuleuse attention, si l'on veut arriver à une guérison certaine que l'on ne sauroit obtenir d'une autre manière.

Les organes extérieurs de *la génération*, chez l'homme, sont composés de deux parties bien distinctes, la première est appelée la verge ou le membre viril; la seconde est appelée les bourses ou testicules.

La première partie, ou la verge, est aussi composée de deux parties, dont l'une est appelée le corps, et l'autre la tête ou le gland.

L'extrémité de la verge, ou le gland, a cela de particulier qu'il est ordinairement recouvert par un prolongement de la peau, que l'on appelle prépuce. C'est l'ablation de cette membrane qui constitue la circoncision chez les Israélites : de là la raison que les Juifs n'ont point de prépuce.

L'ouverture par laquelle pass

l'urine s'appelle fosse naviculaire.

On nomme frein de la verge cette partie du prépuce qui forme un pli au-dessous de la fosse naviculaire lorsque le gland est découvert; ce pli se trouve plus ou moins rapproché de l'ouverture urinaire et peut quelquefois donner lieu à des accidens qui ne sont pas vénériens, dont nous aurons occasion de parler dans la suite. On nomme couronne cette partie bien distincte par un enfoncement entre le corps de la verge et la racine du gland.

La seconde partie, les testicules

ou les bourses, sont formés par une peau très-extensible dans laquelle se trouve contenue de chaque côté une tumeur du volume d'un œuf de pigeon, dans l'état de santé ordinaire, et plus ou moins sensibles au toucher.

On appelle cordon spermatique *le lien qui suspend les testicules dans les bourses.* Dans l'état ordinaire de santé, on peut le comprimer assez facilement sans presque éprouver de douleur ; ce qui n'est pas de même pour le testicule, dont le moindre froissement occasionne une sensation si pénible, qu'elle semble anéantir les forces à l'instant même.

Des Parties génitales externes de la Femme.

Les parties génitales externes de la femme, parties que l'on aperçoit aisément, sans le secours de la dissection et par une simple exploration , sont le pénil, la vulve ou le *pudendum* , les grandes lèvres, la fourchette, la fosse naviculaire, le clitoris , les nymphes ou petites lèvres, le méat urinaire, l'orifice du vagin, et les caroncules myrtiformes.

Le pénil, ou mont de Vénus,

est une éminence large qui se voit au pubis, entre les aines, et qui est couverte de poils dans l'âge de la puberté.

L'ouverture longitudinale qui se voit au-dessous, et qui s'étend jusqu'à peu de distance de l'anus, est appelée *vulve* ou *pudendum*.

Les deux replis de la peau qui s'étend de chaque côté de cette ouverture, se nomment les grandes lèvres. Elles sont aussi recouvertes de poils sur leur surface extérieure, à l'époque de la puberté.

L'endroit où les deux grandes

lèvres se réunissent dans leur partie inférieure, proche de l'anus, s'appelle la fourchette. Derrière elle se trouve l'enfoncement qui est connu sous le nom de fosse naviculaire.

Le clitoris occupe la partie supérieure du *pudendum*. Il se présente sous la forme d'un bouton de couleur rougeâtre, peu élevé et à-peu-près figuré comme le gland qui termine la verge chez l'homme il n'en diffère que par son peu de grosseur, et parce qu'il n'est pas percé à son sommet.

La partie du clitoris qui est la

plus apparente dans l'ouverture du *pudendum*, est entourée d'un repli membraneux qui lui forme une espèce de prépuce qui donne naissance aux nymphes ou petites lèvres, qui figurées comme des crêtes de coq, descendent en s'écartant l'une de l'autre, jusqu'au milieu de la hauteur de l'orifice du vagin. Elles sont lisses et d'une couleur plus ou moins rose dans l'état de santé.

Le méat urinaire est situé entre les petites lèvres, un peu au-dessous du clitoris et très-près de l'ouverture du vagin : c'est une ouverture irrégulièrement arrondie, entourée d'un bourrelet plus ou moins saillant, sur lequel on remarque des petits trous : il est perforé dans son milieu qui est l'ouverture du canal de l'urêtre de la femme, dont l'étendue n'excède pas un pouce à un pouce et demi de long.

L'orifice du vagin est placé au-dessous du méat urinaire ; son état et ses dimensions varient suivant les différentes circonstances. Dans les personnes qui n'ont point souffert une violence en cette partie ou qui n'ont point exercé l'acte vénérien, il est étroit et comme bouché par une membrane dont la forme très-différente se rencontre cependant chez presque tous les sujets.

Chez les femmes mariées, et sur-tout chez celles qui ont eu des enfans, on trouve, à la place de cette production que l'on appelle l'hymen, des tubercules épais, rougeâtres et obtus à leur extrémité, leur figure se rapproche assez de celle d'une feuille de myrte, ce qui est cause du nom de caroncules myrtiformes qu'on leur a donné ; elles sont ordinairement au nombre de trois à cinq, et quoique leur épaisseur soit as-sez considérable on les regarde comme les restes de l'hymen. Il faut sur-tout bien se garder de les confondre avec des excroissances vénériennes dont ces parties sont quelquefois le siége.

Le raisonnement et l'étalage de l'érudition sont ici superflus pour démontrer, ce qui est su de tout le monde, que les maux véné-riens ou la vérole est un des fléaux les plus pernicieux à l'espèce hu-maine, puisqu'elle l'attaque dans sa création. Et sans nous arrêter aux malaises sans nombre que souvent elle complique et que plus souvent elle rend incurables, fixons notre attention sur l'origine de cette maladie, puisque c'est à son origine qu'elle cède aux moyens que l'expérience a démontrés infaillibles. Si nos lecteurs peuvent bien se pénétrer de cette grande vérité, j'ose espérer qu'ils trouveront dans ce petit ouvrage les moyens de se guérir eux-mêmes de cette terrible maladie lorsqu'elle ne fait que commencer; et je n'ai pas besoin de leur prouver qu'ils y sont fortement inté-ressés sous tous les rapports.

Lorsque cette maladie est ancienne ou qu'elle se trouve compliquée avec quelques symptômes un
peu plus graves et qui demandent
des connoissances plus étendues
pour la guérir, parce qu'alors les
moyens curatifs doivent être mo-
difiés selon l'ancienneté de la maladie, l'âge et le sexe de la personne qui en est affectée, et enfin
selon la gravité des accidens survenus, le lecteur y trouvera encore un guide sûr pour diriger sa
confiance dans le choix du médecin qui peut la mériter. Par ces
moyens, il ne sera jamais trompé
dans son espérance; sa guérison

sera toujours radicale, parce qu'il aura été dirigé par un homme habile dont la réputation de probité ne sauroit déroger à son honorable caractère; et pour terminer enfin, la guérison sera complète, et elle le sera toujours avec la moitié moins de frais que s'il se fût mis entre les mains de charlatans ignorans qui lui auroient volé son argent sans le guérir.

Voyons d'abord les maladies syphilitiques dont la guérison peut être à la portée de tout le monde par la description que je vais en faire, et par les moyens curatifs que je vais conseiller ; j'y joindrai aussi le prix, parce que je sais que certains apothicaires, à l'exemple des charlatans, ne se font pas scrupule de les faire payer vingt, trente fois leur valeur.

La plus petite portion de virus syphilitique suffit pour répandre dans tous le corps l'infection, accompagnée souvent des plus grands accidens ; mais lorsque le virus a été appliqué sur le corps humain il lui faut un certain intervalle de temps pour produire ce phénomène morbide qui constitue la vérole. Comme il peut exister des maladies des organes de la génération, qui simulent les symptômes syphilitiques sans cependant être le résultat de cette maladie, je m'appliquerai particulièrement à les bien faire connoître, afin d'éviter l'erreur que l'on pourroit commettre en pareille circonstance.

De la Chaudepisse ou Blénoragie en général.

La chaudepisse ou blénoragie étant la plus commune des maladies vénériennes, doit naturellement nous occuper la première.

Tout virus, ou quelque acri-
monie que ce soit, appliquée à
l'urètre de l'homme y produit
nécessairement, selon les lois cons-
tantes de l'économie animale, une
irritation, une inflammation, et
par conséquent une sécrétion plus
abondante de mucus; et pour me
servir d'un langage plus familier à
mes lecteurs, un écoulement, de
la même manière et par les mêmes
raisons qu'un grain de sable ou
tout autre corps étranger tombé
dans l'œil produira le larmoie-
ment, ou ce qui est la même chose
une sécrétion plus abondante de
larmes, ou un écoulement de

larmes. De même encore, un virus ou une matière âcre quelconque appliquée sur cet organe, y déterminera les mêmes phénomènes que sur le canal de l'urètre. Aussi peut-il exister des écoulemens vénériens par les yeux.

Il est donc facile de concevoir, par ce que je viens de dire, qu'il peut y avoir différentes espèces d'écoulement ; que les uns, produits par le virus vénérien, réclament des moyens conformes à la nature de ce mal, tandis que d'autres, produits par des causes toutes différentes, doivent céder

à un traitement particulier. Il ne
me sera pas difficile de convaincre
mon lecteur de cette vérité par
les descriptions que je m'en vais
lui faire ; par ce moyen je le
mettrai à même d'employer avec
toute sûreté les remèdes qui con-
viennent dans l'une et l'autre circonstance.

De la Chaudepisse vénérienne chez l'homme.

Par chaudepisse vénérienne, on
doit entendre un écoulement d'une
matière puriforme, par le canal
de l'urètre, ou par l'ouverture du
prépuce lorsque celui-ci dépasse

la fosse naviculaire chez l'homme,
accompagné de cuisson, de douleur
piquante et brûlante pendant le
passage de l'urine ; souvent même
la personne affectée éprouve fré-
quemment le besoin d'uriner, ce
qui augmente encore les douleurs.
L'écoulement puriforme est con-
tagieux. Voici du reste quelle est
la marche de cette maladie.

Deux, trois, cinq, six, huit jours,
rarement plus tard, après un contact vénérien , surviennent les
symptômes suivans : le malade
éprouve au bout de la verge, et
particulièrement vers le frein du

prépuce, une sensation particulière et désagréable, quelquefois une légère démangeaison qui dure un ou deux jours, le plus souvent sans suintement ; les jours suivans la fosse naviculaire et l'extrémité du frein deviennent rouges, se gonflent, et il sort de l'ouverture de l'urètre une matière limpide d'un jaune clair et tachant le linge. Pendant la durée de cette espèce d'écoulement le passage de l'urine devient de plus en plus pénible et douloureux, et laisse après lui une impression brûlante et aiguë sur l'endroit affecté. Quelques individus ce-

pendant n'éprouvent pas ces premiers symptômes qui se trouvent
remplacés par un écoulement
d'une matière muqueuse épaisse,
et dès-lors ces malades sentent dès
le commencement une cuisson
brûlante et douloureuse en urinant. Presque toujours ces symptômes augmentent en peu de
temps; d'autres fois, mais bien
rarement, ils ne s'accroissent que
du dixième au douzième jour,
le gland alors prend une couleur
rouge foncée et livide, et l'écoulement ne tarde pas à devenir
plus abondant, la matière est
d'une couleur jaune, même jaune-

verdâtre qui tache fortement le linge ; quelquefois le gland et toute la verge se gonflent avec douleur, les envies d'uriner se font souvent sentir, des érections fréquentes involontaires, surtout pendant la nuit, lorsque le malade reste couché sur le dos, troublent son sommeil et le forcent souvent de se lever pour apaiser les douleurs qu'elles lui font éprouver.

Tel est le cours le plus ordinaire d'un écoulement vénérien, lorsque l'inflammation est bénigne et superficielle ; mais comme l'expérience confirme que plus tôt

on applique les moyens convenables, plus tôt le malade est guéri,
moins il souffre et plus certainement il évite les accidens funestes
que l'on voit si souvent être la
suite de cette maladie ; dès les premiers symptômes de la chaudepisse, le malade s'abstiendra de
liqueurs, café, etc. etc., ne mangera ni de ragoûts, ni de salades,
il observera particulièrement un
régime végétal, et pourra manger
sans crainte des légumes en herbes,
tels qu'épinards, oseille, etc. ; il
ne mangera que des viandes bouil-
lies ou rôties ; s'il est d'un tempérament fort et robuste , il ne

boira que de l'eau pure dans ses repas pendant les vingt-cinq à trente premiers jours : si au contraire il est d'un tempérament foible et cacochyme, il devra boire de l'eau rougie et même du vin pur sur la fin de son traitement. Le malade évitera les fatigues corporelles et surtout l'exercice du cheval ; si cependant il y étoit obligé d'une manière indispensable il faudroit que de toute nécessité il prenne un suspensoire qui, dans tous les cas est toujours une sage précaution pour éviter les accidens qui pourroient survenir, et l'on fera toujours bien

d'en avoir un dès le commencement de l'écoulement. Outre qu'il
est facile d'en confectionner un
soi-même, on en trouvera toujours chez les marchands banda-
gistes, à 2 fr. 50 c. Comme il est
très-nécessaire de préserver la
verge des impressions du froid, je
conseille au malade de faire un
petit sachet en linge, à-peu-près
de la longueur de la verge, dans
lequel on mettra de la charpie
que l'on aura soin de renouveler
assez souvent pour que la matière
de l'écoulement dont elle sera
imbibée, n'engendre pas la malpropreté. Deux petits cordons à

la base du sachet serviront à le fixer à la ceinture du suspensoire. Si l'on veut, on pourra le perforer à sa pointe pour pouvoir uriner ou changer la charpie mouillée, sans rien déranger à l'appareil.

Une fois ces précautions prises, le malade boira abondamment de la tisane suivante :

Réglisse pour 5 centimes.
Chiendent,   5 c.
Orge mondée 5 c.

Faire bouillir le tout dans une pinte et demie d'eau pendant un quart d'heure et boire le tout pendant la journée.

Il pourra aussi boire avec le même succès des laits d'amandes, du syrop d'orgeat. S'il le préfère, une légère décoction de semence de chenevis dont on aura enlevé l'écorce, et fait bouillir deux cuillerées à bouche dans une pinte d'eau pendant huit à dix minutes, est une tisane que j'ai toujours employée avec le plus grand succès.

Pour calmer les douleurs de la verge pendant l'émission de l'urine, le malade fera très-bien de prendre soir et matin et même une ou deux fois pendant la journée, pendant tout le temps de la période douloureuse, des bains de guimauve et même d'eau tiède dans laquelle il baignera sa verge pendant une dixaine de minutes à chaque fois avec la précaution de bien l'essuyer après, afin d'éviter le refroidissement qui ne manqueroit pas de survenir par une humidité dont la chaleur ne seroit pas entretenue.

De jour à autre, le malade prendra le soir, en se couchant, deux pilules de Beloste afin d'entretenir la liberté du ventre.

Deux gros doivent lui suffire

pour tout le temps que devra durer le traitement ; l'apothi-caire ne doit pas les faire payer plus de quinze sols. Si le malade ne fait aucune imprudence et s'il suit exactement ce que je viens de prescrire, un mois doit suffire pour combattre entière-ment la période inflammatoire. Alors il se purgera en prenant le soir, en se couchant, deux pilules de Beloste et trois le matin en se levant avec la précaution de boire un verre de tisane par-dessus, et ne déjeûner que deux heures après.

Le malade s'apercevra qu'il

est proche de sa guérison, lorsque son écoulement moins abondant, sera blanc et filant sous les doigts, et que les taches du linge cesseront d'être jaunes et deviendront presque blanches. Alors, sans commettre d'écart dans son régime, il pourra boire du vin avec de l'eau, ou même médiocrement de vin pur, s'il est d'un faible tempérament. Il pourra aussi être un peu moins réservé sur le choix de sa nourriture, qu'il ramènera insensiblement à son habitude ordinaire, pourvu toutefois qu'elle ne soit pas intempérante; car alors la maladie serait retardée dans sa

guérison, qui ne peut jamais être re-
gardée complète, tant qu'il existe
un écoulement, quelque peu abondant et quelque blanc et filant
qu'il soit. Arrivé à cette période,
le malade remplacera sa tisane ordinaire par la suivante :

Racine de chicorée, pour 5 c.
Racine de fraisier,   5 c.

Faites-les bouillir dans une pinte
d'eau pendant un quart-d'heure,
pour en prendre trois ou quatre
tasses dans le courant de la journée : on la sucrera convenable-
ment, et les pilules seront toujours
continuées de deux jours l'un. Si

après l'usage d'une douzaine de jours de cette tisane, l'écoulement n'a pas encore entièrement disparu, le malade fera, soir et matin, et deux ou trois fois dans la journée, des injections avec un peu de gros vin qu'il fera tiédir, après y avoir fait dissoudre un peu de miel; il les continuera pendant quatre à cinq jours. Si cette espèce d'injection n'était pas suffisante, alors le malade se purgera deux jours de suite avec demi-once de sel de nitre, qu'il fera dissoudre chaque fois dans une tasse de petit lait ou dans une tasse de tisane ordinaire, et ne pourra déjeuner qu'une heure après l'avoir pris.

Après les deux jours de purgation, s'il existe encore un petit suintement, ce qui n'arrive presque jamais, alors une injection faite soir et matin, pendant encore deux autres jours, avec la dissolution suivante, ne manquera jamais de l'arrêter entièrement :

Eau distillée, quatre onces.
Sel ammoniac, six grains.
Sublimé corrosif, six grains.
Pour s'en servir à froid.

Cette préparation ne doit pas coûter plus de soixante centimes.

Tel est le traitement que l'expérience a démontré le plus efficace pour la guérison de la chaudepisse chez l'homme, lorsqu'elle est bénigne et qu'elle suit le cours ordinaire que je viens de décrire. D'après ce, tout homme qui le voudra sérieusement sera à même de se guérir, et il le sera certainement bien plus sûrement et à beaucoup moins de frais que s'il réclamait les conseils de ces hommes déhontés, qui se disent si gratuitement et si emphatiquement experts dans le traitement d'une maladie qu'ils n'ont jamais étudiée, et dont ils n'ont jamais lu de descriptions ; qui administrent à grands frais des médicamens dont ils ignorent l'action ; qui les conseillent sans modifications, dans toutes les circonstances, sans avoir égard à l'âge, au tempérament et au sexe de la malheureuse victime de leur charlatanisme. S'ilsse vantent de secrets qu'ils n'ont pas, parce qu'ils manquent de connaissances pour en découvrir, n'est-ce pas évidemment pour cacher leur profonde ignorance et se mettre à couvert des questions judicieuses que pourraient leur faire la plupart des malheureux qui, séduits par de si belles promesses, se confient en aveugles à leurs soins, souvent encore plus dangereux que leur témérité est grande, ce n'est pas peu dire.

Examinons maintenant les différentes complications de la chaude-pisse vénérienne, afin de déterminer celles que le malade peut guérir lui-même sans les conseils d'un médecin, et celles pour lesquelles il ne saurait se livrer à ses propres connaissances sans s'exposer aux mêmes dangers qu'il encourrait infailliblement en confiant sa santé à des charlatans : en premier lieu, parce que le défaut de savoir l'exposeroit à s'égarer dans une route si difficile à parcourir , et dans laquelle les plus habiles médecins ont besoin de toutes leurs lumières et de l'expérience pour arriver au but qu'ils se proposent; et en second lieu, parce que des charlatans dépourvus des unes, et de l'autre n'agissant qu'au hasard , administrent leurs remèdes comme tels, et guérissent de la même manière. Je dis qu'ils sont sans expérience, sans craindre un démenti , parce que l'homme qui voit beaucoup de maladies vénériennes sans connaître les phénomènes de la vie, phénomènes qui doivent être comptés pour quelque chose, puisqu'ils sont les flambeaux de la science et de la pratique médicale ; cet homme , dis-je encore, ne peut pas dire qu'il a acquis de l'expérience en ce genre de maladies , car voir un grand nombre de maux vénériens ne veut pas dire que l'on soit habile à les guérir , puisque leur guérison demande des connaissances multipliées que le charlatan n'a pas , et qui sont cependant de toute nécessité pour fixer son jugement et baser son expérience qui devient nécessairement nulle sans cela. S'il en était autrement, les infirmiers des hôpitaux, qui sont continuellement avec des malades, et qui voient beaucoup de maladies, devraient être les meilleurs médecins. Cependant quel est celui qui voudrait confier sa santé à un infirmier? Ne regarderait-on pas une pareille détermination comme un délire maniaque pour la guérison duquel le médecin, comme celui qui ne l'est pas, conseillerait également les Petites - Maisons? Par quelle inconcevable fatalité des hommes et des femmes affectés d'une maladie vénérienne, souvent invétérée et compliquée des accidens les plus fâcheux, et dont les conséquences peuvent devenir si funestes, par les secours d'une imprudente témérité, confient-ils journellement leur santé à des charlatans, sans honneur, sans foi et sans probité, et plus que tout cela, sans savoir et sans expérience ? J'ai démontré qu'ils n'ont ni connaissances ni expérience; mais je dis encore sans honneur, parce qu'il ne saurait y en avoir à promettre plus que l'on ne peut, et ce que l'on sait ne pouvoir tenir. Sans foi, parce que manquer à son engagement est violer la vérité. Sans probité, parce que vendre des remèdes presque toujours pernicieux, et les vendre dix, vingt, trente, quarante fois au-dessus de leur valeur, est un vol manifeste qui réclamerait la sévérité des tribunaux.

Vainement voudrait-on m'objecter que les charlatans, pour la plupart, se parent de titres de médecins, de chirurgiens ou d'officiers de santé, et comme tels qu'ils ont droit à la confiance publique; je répondrai que parmi les médecins, plus que dans toute autre profession, il y a de faux frères, et que là comme ailleurs plus d'un geai s'est paré des plumes du paon.

mais bien plus heureux que celui de la fable, parce qu'ils ne font la roue et ne crient qu'en cachette. Le moyen de les reconnaître ; ils affichent des secrets qu'ils n'ont pas ; promettent de guérir toujours sans mercure, dans quinze à vingt jours au plus, Dieu sait comme, et par quels moyens ! Voilà de quelle manière on se moque publiquement de la crédulité humaine !

Il restera donc bien démontré par ce que je viens de dire, que les signes d'une chaudepisse simple seront toujours faciles à reconnaître; que les moyens d'y remédier sont à la portée de tout le monde; que l'on pourra se les procurer à peu de frais, et enfin que chacun reconnaissant ses véritables intérêts, évitera le piége tendu à sa crédulité, et laissera le charlatanisme médical dévoilé mourir de sa belle mort, puisqu'il ne saurait plus avoir de prosélytes.

Différentes complications de la Chaudepisse.

1°. La chaudepisse peut se compliquer avec des symptômes qui sont dépendans de la chaudepisse elle-même, ou de symptômes qui appartiennent à la vérole proprement dite, ou à une autre maladie.

Dans le premier cas, la chaudepisse peut être compliquée du resserrement considérable du gland par le prépuce, lorsque celui-ci est étroit et ne découvre pas habituellement le gland : c'est ce qu'on appelle alors *phimosis* avec chaudepisse ; il nécessite indispensablement les conseils d'un médecin ou d'un chirurgien. Dans le cas contraire, c'est-à-dire lorsque le prépuce se trouve retiré derrière le gland, et

qu'il exerce à sa racine un resserrement considérable, avec impos-
sibilité de la part du malade de
le ramener sur le gland, ce qui
constitue alors le *paraphimosis*
avec chaudepisse, le malade ne
doit pas se confier à ses propres lumières, car il ne saurait
trop tôt réclamer les secours de
l'art, afin d'éviter les accidens fâcheux qui ne manqueraient pas
de survenir, même très-promptement.

Si la chaudepisse est accompagnée d'une difficulté considérable d'uriner, si l'érection très-

douloureuse ne s'opère qu'en ramenant le corps de la verge vers les bourses, au lieu de l'en éloigner, et si le canal de l'urine forme une corde tendue, alors la chaudepisse s'appelle chaudepisse cordée; mais cet accident, qui n'est que le résultat d'une forte irritation sur le canal qui se trouve dans un état d'inflammation, ne nécessite aucun autre soin particulier que celui de la chaudepisse simple. Cependant le malade redoublera de précautions pour se garantir des accidens qui pourraient survenir; il évitera de marcher, il aura soin de tremper sa verge, plusieurs fois dans la journée, dans une décoction tiède de racine de guimauve et de têtes de pavots; il fera des fomentations tièdes sur toute la verge, il aura la précaution de toujours bien l'essuyer après avec un linge chaud et fin : quand même il serait d'une faible constitution, il évitera de boire du vin et toute espéce de liqueurs et de café; il gardera le repos le plus qu'il pourra; il boira avec abondance de la tisane de chiendent et de réglisse, il continuera de s'observer jusques après la cessation des plus fortes douleurs; mais sitôt leur diminution, je conseille au malade de prendre tous les matins une cuillerée à bouche de la préparation suivante, dans une tasse de lait tiède, et d'en continuer l'usage pendant quinze à vingt jours, sans discontinuer le traitement général de la chaudepisse jusqu'à ce que les symptômes aient presque entièrement disparu, symptômes que l'on fera cesser par les moyens que j'ai indiqués à la fin du traitement de la chaudepisse bénigne; du reste le malade devra les employer de la même manière afin d'en obtenir le même succès.

Si la chaudepisse est compliquée, par suite d'imprudences du
malade, du gonflement d'un ou
des deux testicules (ce qui cependant n'arrive que très-rarement),
on appelle alors cet accident, soit
que l'écoulement par la verge
continue d'avoir lieu, ou qu'il
soit entièrement supprimé, ce
qui est le plus ordinaire, chaudepisse tombée dans les bourses, ou gonflement vénérien du
testicule. Cette complication de la
maladie est très-douloureuse : le
malade a presque toujours la
fièvre, il ne peut faire aucun mou-
vement sans souffrir beaucoup ;

ses bourses, en un ou deux jours, ont acquis le quintuple de leur volume ordinaire, et souvent même davantage. La présence d'un médecin est encore ici indispensable; le malade ne peut presque ou point marcher, et son état exige les soins les plus prompts et les plus efficaces.

Si la chaudepisse se trouve compliquée d'un gonflement au pli de la cuisse, on l'appelle bubon inguinal, ou vulgairement *poulain*; si la chaudepisse est compliquée d'un ulcère soit au gland, soit au prépuce, soit à la verge, le malade devra redoubler de précautions comme dans la chaudepisse cordée, il observera le repos et appliquera sur la tumeur douloureuse un cataplasme fait avec la farine de graine de lin et une décoction de têtes de pavots ; il aura soin de le renouveler toutes les quatre ou cinq heures, pendant deux ou trois jours, qui suffiront le plus souvent à calmer la douleur et à faire disparaître la grosseur : dans tous les cas, quelle que soit la réussite de ces moyens, le malade peut les employer sans crainte. Si après trois jours révolus, la douleur existait encore, il ne doit pas différer davantage à consulter un médecin qui, après avoir examiné attentivement la cause de la maladie, ne manquera jamais d'indiquer le remède le plus convenable.

Ici, se terminent les complications de la chaudepisse simple chez l'homme, considérée sous les différens accidens qui peuvent survenir pendant sa marche ordinaire, accidens qui ne sont à proprement parler que des symptômes de cette maladie. Voyons maintenant quelles sont ses différentes complications, soit avec la vérole, soit avec d'autres maladies.

La complication de la chaude-pisse chez l'homme avec la vérole se connaît par les signes suivans : Outre les symptômes qui appartiennent exclusivement à la chaudepisse, symptômes dont nous avons déjà parlé, on remarque ceux-ci : ulcères ou chancres sur la tête du gland, à sa base, sur la surface extérieure ou intérieure du prépuce, au frein ou filet du gland, sur la verge elle-même, etc. Lorsque du reste l'écoulement est benin, et que les symptômes de vérole existent de la manière que je viens de les indiquer, le malade pourra toujours se soigner lui-même avec succès, en faisant coïncider le traitement prescrit pour la chaudepisse avec celui que j'indiquerai pour la vérole commençante, lorsque j'aurai donné l'exposé de cette maladie.

La chaudepisse, chez l'homme, peut encore être compliquée avec d'autres infirmités ou maladies qui ne sont pas de nature vénérienne, et pour la guérison desquelles le malade a besoin plus que jamais de soins convenables, et qu'un médecin seul, et instruit, peut lui conseiller. Par exemple, lorsque par suite d'un coït impur, un homme dont le canal de l'urine est très-étroit, soit par suite de plusieurs chaudepisses antérieures, soit par suite d'engorgement à la glande du col de la vessie, soit par toute autre cause accidentelle ou naturelle, il survient une suppression d'urine, certainement ici la maladie la plus difficile à guérir ne sera pas l'écoulement nouveau, dont les symptômes ne sont principalement à craindre que parce qu'ils sont compliqués d'une affection antérieure plus grave, pour laquelle le malade ne saurait trop tôt réclamer les soins des plus habiles chirurgiens ou médecins. Ce que je dis ici par rapport au rétrécissement du canal de l'urètre, trouvera encore dans un moment une nouvelle application, lorsque je parlerai des écoulemens non-vénériens. Mais avant d'en venir à ce sujet, qui constitue une partie des maladies des voies de l'appareil urinaire, maladies qui ne sont pas dans les bornes que je me suis prescrites, et dont l'énumération de quelques-unes ne trouvera place ici qu'afin de prévenir ceux qui me liront qu'il peut exister des écoulemens dépendans d'une autre cause que celle d'un coït impur, je m'en vais parler des métastases de la chaudepisse.

J'entends par métastase ce qu'il arrive, lorsque, pendant un écoulement plus ou moins abondant, à la suite d'imprudence de la part du malade, ou par toute autre cause, cet écoulement venant à se supprimer en totalité ou en partie, il survient une ophtalmie, ou inflammation des yeux, avec des douleurs plus ou moins fortes. accompagnées d'une suppuration verdâtre tachant le linge de la même manière que l'écoulement *blénoragique* ou de la chaude-pisse. Cette métastase peut encore avoir lieu par la malpropreté du malade, qui, après avoir touché la partie infectée de virus, viendrait ensuite se frotter les yeux avec ses doigts avant de les avoir lavés. Il est donc très-essentiel que tous ceux qui ont des chaudepisses redoublent d'attentions de propreté, s'ils veulent éviter de porter ailleurs un écoulement, qui par sa nature et par le genre des organes affectés, pourrait résister pendant long-temps aux secours de l'art, développer des accidens fâcheux qui réclameraient les conseils des plus habiles médecins.

Ajoutons encore à ce que je viens de dire sur les différentes complications de la chaudepisse chez l'homme, cet état dans lequel la suppuration ou l'écoulement, au lieu de se faire par le canal de l'urine, a lieu par la membrane interne du prépuce, ou par la couronne du gland. Cette espèce d'écoulement que quelques méde-cins ont appelé avec juste raison chaudepisse bâtarde, est très-rare, et ordinairement de peu de durée ; cependant on en a vu quelques-uns qui ont résisté, même assez long-temps, aux remèdes généraux, et pour la guérison desquels on a été obligé d'employer le mercure.

Cette maladie n'est souvent que

le résultat de la malpropreté, chez les hommes dont le prépuce, fortement resserré sur le gland, ne le découvre que difficilement, parce que alors il se forme, entre le gland et le prépuce, un amas de matières âcres, qui en déterminant une vive irritation sur ces parties, doit nécessairement en augmenter la sécrétion, et par conséquent déterminer un écoulement puriforme qui tache le linge en jaune verdâtre, comme la chaudepisse par contact vénérien. Lorsque le malade qui éprouve cet écoulement n'a communiqué avec aucune femme, la

propreté , quelques bains généraux , quelques injections avec
une décoction de guimauve et de
têtes de pavots entre le prépuce
et le gland, et continuées pendant
quelques jours , suffiront pour
faire disparaître tous les symptômes.

Quelquefois aussi, chez les personnes affectées de phimosis, la
présence des chancres soit sur la
face interne du prépuce, soit sur
le gland lui-même, déterminent
une suppuration dont nous aurons occasion de parler lorsque
nous traiterons de la vérole.

Si l'écoulement entre le prépuce et le gland est de nature de
la chaudepisse, ce que l'on a lieu
de penser lorsqu'il ne cède pas
dans trois ou quatre jours aux
moyens déjà indiqués, le malade
se mettra à l'usage de la tisane de
chiendent et de réglisse pendant
une quinzaine de jours, et suivra
en tout le régime prescrit pour la
blénoragie du canal urinaire (1).

____

(1) Tous les écoulemens qui ne surviennent
pas après un contact vénérien, pouvant tenir
à des causes toutes différentes, doivent être
confiés aux soins du médecin.

De la Chaudepisse chez la femme.
Des Moyens de la reconnaître
et de la guérir.

La chaudepisse chez la femme
a son siége dans le vagin, et particulièrement dans la membrane
qui avoisine son orifice et recou-
vre les petites lèvres, le clitoris et
le méat urinaire ; elle se déclare
ordinairement de deux à huit
jours, après une cohabitation
avec un homme infecté. Elle com-
mence par une démangeaison plus
ou moins forte à la face interne
des grandes lèvres, qui se pro-
page bientôt vers la commissure

des petites lèvres et au clitoris ; dès le deuxième ou troisième jour de l'apparition de ces symptômes, la démangeaison cesse, elle est remplacée par une douleur plus ou moins vive qui se trouve encore augmentée par le passage de l'urine. Dès-lors, ces parties plus enflammées et d'un rouge plus foncé, commencent à fournir une suppuration limpide d'un jaune verdâtre qui tache le linge de cette couleur. Les symptômes augmentent bientôt d'intensité ; dans deux ou trois jours de plus, l'émission de l'urine est encore plus douloureuse ; les grandes et les petites

lèvres, le clitoris et le méat urinaire, sont souvent très-enflam-
més, la malade ne peut s'asseoir
sans éprouver une pesanteur douloureuse; l'écoulement devient encore plus abondant, le linge est plus
fortement taché en vert: cet état
dure plus ou moins long-temps,
et pourrait continuer bien davantage, si l'art ne venait promptement combattre une maladie
qui, moins douloureuse chez la
femme que chez l'homme, ne
laisserait pas de devenir très-fâ-
cheuse.

Telle est la marche ordinaire

de la chaudepisse contagieuse ou
vénérienne chez la femme ; voyons
maintenant les moyens à employer pour arriver à sa guérison.
Comme ils sont absolument les
mêmes que pour l'homme, je ren-
voie au traitement déjà indiqué,
toutefois avec cette précaution,
que la femme, lorsque les symptômes inflammatoires auront presque cessé, fera usage pendant au
moins quinze jours de la solution
mercurielle suivante, à prendre
une cuillerée à bouche dans une
tasse de lait tiède en hiver,
ou même dans un verre d'eau

sucrée, ou édulcorée avec le sirop de guimauve.

Muriate oxigéné de mercure, six grains; faites dissoudre dans une livre d'eau distillée, à prendre une cuillerée à bouche tous les matins, de la manière indiquée.

Cette préparation ne doit pas coûter plus d'un franc.

J'observerai en outre que, lorsque l'écoulement sera devenu moins abondant, plus visqueux et d'une couleur blanche, que la douleur ou cuisson en urinant aura presque entièrement disparu, la malade fera trois fois par jour les injections suivantes, qui contribueront autant à accélérer sa guérison, qu'elles l'éloigneroient si elles étoient faites pendant la période inflammatoire ou d'irritation.

Faites infuser une forte pincée d'anis étoilés dans une demi-pinte d'eau bouillante; ajoutez-y ensuite vin rouge de Roussillon un verre, pour s'en servir de la manière indiquée.

Lorsque, dans le commencement de la maladie, l'inflammation

est très - considérable , quelques bains à une douce température, des injections avec la décoction de guimauve et de têtes de pavots. renouvelées plusieurs fois pendant la journée, et toujours à une douce chaleur , calmeront très-promptement tous ces accidens fâcheux ; et la malade moins souffrante attendra avec plus de patience le terme de sa guérison.

La complication de la chaude-pisse chez la femme , avec un gonflement à l'aine appelé poulain, cédera au repos, à l'application de cataplasmes émolliens sur la partie souffrante, et renouvelés trois fois par jour sans discontinuer le traitement convenable. Si malgré ces précautions, la tumeur, loin de diminuer, augmentait encore, il faudrait nécessairement avoir recours à un médecin, qui, en dirigeant le traitement selon les circonstances, éviteroit à la malade les dangers que cette complication pourrait lui faire courir.

Si la chaudepisse se trouve compliquée avec un abcès, soit dans le vagin, soit à l'une des grandes ou petites lèvres, ce qui se reconnaîtra facilement par la douleur locale qui l'aura précédé, par le sentiment de pesanteur et le gonflement circonscrit dont la malade s'apercevra facilement, la présence d'un chirurgien devient de toute nécessité, soit pour en faire l'ouverture s'il la juge nécessaire, soit pour indiquer les remèdes pour la résoudre, remèdes qui sont toujours subordonnés aux circonstances.

L'écoulement est-il accompagné de chancres, de poireaux, etc., s'il n'est pas très-abondant, et que la malade ne souffre pas par trop, elle suivra le régime et le traitement pour la chaudepisse ordinaire, qu'elle fera coïncider avec celui que nous allons indiquer pour la vérole commençante, lorsque nous parlerons de cette maladie.

Il ne faut pas confondre la maladie que nous venons de décrire avec cet écoulement blanchâtre qui est presque toujours le résultat de la défloraison chez les jeunes filles, et dont les symptômes pourraient en imposer par leur similitude avec ceux de la chaudepisse contagieuse, avec cette différence cependant, que non-seulement l'écoulement est moins abondant, moins verdâtre, et qu'il cesse, ainsi que les douleurs, au bout de quelques jours. Les mêmes accidens peuvent aussi survenir lorsqu'une femme trop voluptueuse s'est fatiguée avec un homme dont les organes disproportionnés avec les siens, lui ont fait éprouver une espèce de seconde défloraison ; mais je le répète, ces accidens sont de peu de durée, et par conséquent très-faciles à distinguer d'avec ceux de la chaudepisse vénérienne. Il en sera de même de la cuisson et de la douleur en

urinant qu'éprouvent assez souvent l'un et l'autre sexe, après
avoir pris des boissons diuré-
tiques avec trop d'abondance.

Les fleurs blanches chez les
femmes pourraient en imposer quelquefois pour un écoulement vénérien, par rapport
à l'abondance et à la couleur
de l'écoulement ; mais on ne
pourra jamais s'y tromper, pour
peu que l'on fasse attention à
la marche ordinaire de la chaudepisse. Dans les fleurs blanches,
la malade n'éprouve ni cuisson
ni douleur en urinant, lorsqu'elles

commencent à paraître, ce qui est cependant un signe qui caractérise l'écoulement blénoragique chez les femmes.

Je termine ici ce que j'avais à dire sur la blénoragie en général, et en particulier, chez l'homme et chez la femme ; je crois avoir mis le lecteur, selon le but que je m'étais proposé, dans la possibilité de reconnaître la chaudepisse simple et commençante : je crois aussi lui avoir donné les connaissances nécessaires pour se guérir lui-même et à peu de frais, ce qui sera toujours infiniment préférable que de compromettre sa santé en prenant des drogues fort chères, et souvent pernicieuses, que le charlatanisme débite si impunément, en vendant *gratis* ses conseils et ses consultations.

Dans les circonstances que j'ai désignées, et qu'il sera toujours facile de reconnaître, lorsque je conseille au malade de confier sa santé à un médecin instruit, outre la discrétion et la guérison qu'il est sûr d'obtenir, il m'est encore très-facile de démontrer qu'il lui en coûtera beaucoup moins.

Dans la maladie la plus longue,

supposons-lui cinquante jours de durée, supposons que le malade ait besoin de voir son médecin tous les cinq jours, supposons encore que le médecin réclame trois ou cinq francs chaque fois, pour ses honoraires, qui à la fin de la guérison ne seront pas au-delà de trente à cinquante francs ; parce que je viens de parler des maladies les plus longues et des personnes qui sont à même de payer les honoraires d'un médecin ; car pour celles qui vont chèrement payer des remèdes pour avoir des conseils *gratis*, je puis les assurer au nom de tous les médecins, qu'une pareille cause ne les empêchera jamais d'obtenir tous les conseils que leur position exige, et que dans l'une et l'autre circonstance les médicamens pour la guérison parfaite ne coûteront jamais plus au malade de trois à douze francs.

De la *Vérole* ou *Syphilis*.

La vérole ou *syphilis* est un des plus grands fléaux de l'espèce humaine : négligée, elle détruit les solides qu'elle dévore, porte la mort dans les liquides qu'elle dénature en les viciant ; mal soignée elle semble disparaître un moment, et donner de l'espoir au malade, afin de reparaître ensuite avec plus de force, et accompagnée de la torche dévorante de la douleur, des infirmités, des errosions et excroissances de toute espèce, et très-souvent suivie de la mort, que les remèdes les plus sagement administrés peuvent seuls prévenir, toutefois cependant, lorsqu'ils sont administrés à temps. Mais autant cette maladie, ancienne ou mal soignée, est difficile à guérir, autant elle cède facilement aux moyens simples employés dès les premiers momens de son apparition, lorsqu'ils sont secondés du régime que nous indiquerons, selon les âges, les sexes et les tempéramens.

Par la raison que je viens de donner, je vais m'attacher particulièrement à bien faire connaître les symptômes de cette maladie, dans l'un et l'autre sexe, afin de mettre le lecteur en garde contre quelques indispositions passagères qui pourraient lui donner des inquiétudes mal fondées, et l'exposer à s'administrer un remède que ne réclamerait pas sa santé qui en seroit certainement dérangée ; comme aussi j'indiquerai

avec la même scrupuleuse attention toutes les circonstances dans
lesquelles la maladie, compliquée
de symptômes trop formidables,
ou trop ancienne, réclame nécessairement les conseils de l'homme
probe, honnête et instruit, du
médecin enfin.

Quelques médecins ont pensé
que les sympt ômes vénériens
dont nous parlerons bientôt,
étaient différens de ce qu'ils appellent la vérole confirmée; mais
pour peu que l'on fasse attention
que les symptômes vénériens les
plus légers en apparence, s'ils sont

négligés, amènent toujours à ce qu'ils appellent la vérole confirmée, on cessera de faire une fausse démarcation, et l'on dira avec moi que le moindre symptôme vénérien est une vérole qui, parce qu'elle est nouvelle, cède facilement aux moyens employés pour la combattre ; et c'est donc particulièrement contre ces symptômes ou la vérole commençante, qui sont les premiers résultats de l'infection, ou, si l'on veut, de l'inoculation syphilitique, que nous allons les indiquer, toutefois cependant, après avoir mis le lecteur dans la possibilité de les bien reconnaître.

Des Chancres ou *Ulcères véné-riens.*

Parmi les différens symptômes par lesquels s'annonce la vérole ou syphilis, il n'y en a pas de plus commun que les chancres vénériens qui se manifestent plus ou moins de temps après un coït impur, et affectent particulière-ment le prépuce et la couronne du gland chez les hommes, le clitoris, l'intérieur des grandes et petites lèvres, et les caroncules myrtiformes, chez la femme.

Ils s'annoncent d'abord sous la forme de petits boutons rouges, durs et cuisans; bientôt ils viennent à suppurer, et forment des ulcères rongeans dont les bords un peu élevés laissent apercevoir un fond de couleur blanche-grisâtre et couenneuse, et légèrement déprimé, ce qui est un signe caractéristique de la nature de ces ulcères. Souvent les chancres sont sans douleur; mais quand ils s'enflamment, leurs bords deviennent rouges et même livides, le malade y ressent beaucoup de douleur: dans ce cas, les matières qui en découlent sont fort âcres, d'une couleur sanieuse et d'une odeur fétide.

Du Bubon ou *Poulain vénérien.*

Outre que le bubon vénérien à l'aine survient quelquefois pendant un écoulement de blénoragie ou de la chaudepisse, plus souvent il est le résultat d'un coït impur non suivi d'écoulement, mais plus souvent encore il se manifeste quelque temps après l'apparition de chancres vénériens, surtout lorsqu'ils sont très-douloureux.

Quoi qu'il en soit, le poulain est toujours annoncé par une petite douleur dans l'une ou dans les deux aines, et en examinant cette partie, on y trouve ordinairement une ou plusieurs petites glandes gonflées, sans changement de couleur à la peau; ces tumeurs, fort dures et douloureuses, grossissent plus ou moins promptement, et acquièrent én peu de jours le volume d'un œuf de poule et même au-delà. Les malades éprouvent pendant son développement plus ou moins de douleur, et une difficulté de marcher toujours proportionnée au volume de la tumeur et à la douleur qu'elle fait éprouver.

Quelquefois l'augmentation du volume du poulain se fait très-promptement ; d'autres fois aussi sa marche est beaucoup plus lente et moins inflammatoire.

Du Phimosis vénérien.

Outre que le phimosis peut survenir à la suite d'une chaude-pisse, comme nous en avons déjà parlé plus haut, j'observerai ici qu'il est encore plus souvent le résultat de chancres au-dessous du prépuce ou à la couronne du gland, chez les hommes qui le découvrent difficilement : quelquefois il est la suite d'un tubercule rond ou oblong, affectant l'extrémité du prépuce qui se trouve alors si resserré sur le gland et sur l'orifice de l'urètre, que souvent l'écoulement des matières des chancres et même celui des urines en sont interceptés.

Je n'ai pas besoin de donner la raison pour làquelle les femmes sont exemptes de ce symptôme vénérien ainsi que du suivant, puisqu'elle tombe assez d'elle-même sous les sens.

Du Paraphimosis.

Dans le paraphimosis le pré-

puce se trouve retiré sur la couronne du gland, qui étant comme
étranglée, se tuméfie et s'en-
flamme, de sorte que le malade
ne peut le ramener sur le gland,
par rapport à l'état de tuméfac-
tion dans lequel il se trouve lui-
même.

Des Crystallines.

Les crystallines sont des am-
poules plus ou moins transpa-
rentes, blanches ou remplies d'une
sérosité roussâtre ; elles se forment
souvent au bout du prépuce dans
le phimosis, et elles affectent le
gland dans le paraphimosis. Cet

accident arrive aussi aux femmes qui ont plusieurs chancres, et il est alors accompagné d'un gonflement très-douloureux dans les parties naturelles.

Des Poireaux.

Les poireaux vénériens sont de petites tumeurs d'une figure analogue à celle de la poire, dont les queues ou racines sont fort déliées et affectent ordinairement les organes de la génération : ils sont, comme toutes les autres végétations de cette nature, presque toujours des symptômes d'une vérole ancienne.

9

Des Verrues vénériennes.

Les verrues ne diffèrent des poireaux que parce qu'elles ont la base large : elles sont semblables aux verrues ordinaires ; mais on les appelle condylomes lors-qu'elles sont tout-à-fait plates.

Des Choux-fleurs.

Les choux-fleurs ne diffèrent des verrues que par rapport à leur végétation qui est encore plus remplie de sinuosités.

Des Crètes de coqs.

On donne le nom de crètes de coq à ces excroissances de chair qui surviennent ordinairement aux organes de la génération de l'un et de l'autre sexe, dont la forme, par sa dentelure et son implantation, ressemble assez à l'objet de comparaison.

Des Excroissances vénériennes à l'anus.

Si le virus vénérien s'insinue dans les replis et dans les lacunes du sphincter de l'anus, souvent alors il se forme aux environs du fondement des excroissances in-dolentes, qui ne changent point à la vérité la couleur de la peau, et qu'on appelle ordinairement du nom de leur configuration, crêtes, mûres, figues, etc., etc.; d'autres fois si le virus entame tout le contour de l'anus et y forme des crevasses, on les appelle rhagodes; les unes sont molles et sujètes à s'abcéder et à devenir fistuleuses, tandis que celles qui sont dures dégénèrent en carcinomes, si on les irrite par les caustiques ou par tout autre moyen actif.

Les excroissances vénériennes à la surface du corps, et les taches vénériennes, comme symptômes d'une maladie ancienne et souvent

mal soignée , doivent naturellement être renvoyées à l'article dans
lequel je me propose de faire la
description de la vérole invétérée,
où je démontrerai tous les accidens auxquels elle peut donner
lieu; mais avant d'en venir à ce
point, je m'en vais indiquer les
remèdes à employer pour la guérison des différens symptômes vénériens que je viens de décrire.

Il est généralement reconnu
par tous les praticiens instruits,
que le symptôme vénérien de
la plus petite apparence peut
donner lieu, s'il est négligé, aux

9.

accidens les plus fâcheux et les plus funestes : il est de même généralement convenu par tous les médecins que le plus léger symptôme vénérien est un signe de vérole, par la raison qu'il ne peut exister dans la nature d'effet sans cause. Mais aussi, la vérole peut être plus ou moins ancienne, et avoir produit plus ou moins de ravages qu'il sera plus ou moins difficile de combattre. Par cette raison, une infection vérolique, par suite de coït impur, n'ayant produit que des symptômes primitifs tels que ceux dont nous venons de parler, toute chose

d'ailleurs, cédera plus promptement aux moyens curatifs, dont
l'action n'aura pas besoin, par cette
même raison, d'être aussi pro-
longée que dans le traitement des
symptômes consécutifs, résultat
d'une ancienne infection. Cependant, comme dans l'une et l'autre
circonstance le principe de la maladie est toujours le même, les
mêmes remèdes doivent également
convenir, sauf toutefois les modifications que doivent réclamer
l'ancienneté, les ravages de la maladie, les différens âges et les différens sexes affectés.

Je crois avoir détruit, par le simple raisonnement que je viens de faire, la mauvaise division que certains auteurs donnent des symptômes vénériens et de la vérole proprement dite; car une maladie ne se fait connaître que par ses symptômes; et parce que tels signes annoncent que la maladie est nouvelle, et que tel autre annonce au contraire qu'elle est ancienne, ce n'est pas une raison de faire, d'une même maladie dont on divise les périodes, deux espèces différentes; puisque le même traitement, modifié selon les circonstances comme je l'ai dit plus haut, convient également, lorsque du reste ils proviennent de la même source et de la même cause.

Quelques médecins, d'ailleurs très-savans et très-instruits, pensent que l'on peut sans crainte cautériser les premiers symptômes vénériens qui se déclarent après une cohabitation impure ; je sais que regardant alors la maladie comme locale, ils croient dénaturer et anéantir le virus par une application de ce genre, mais lorsque l'on réfléchit au peu de succès de pareils moyens, qui souvent sont suivis d'accidens encore plus fâcheux que ceux déjà survenus (ce que l'observation et la pratique démontrent journellement), ne doit-on pas rejeter des armes qui n'ont réussi peut-être quelquefois que parce que le chancre que l'on a cautérisé n'était pas vénérien : et dans la supposition qu'il le fût, le peu d'exemples de guérison pourrait-il balancer les inconvéniens qui en résultent le plus souvent ? Je ne le pense pas, et c'est pour cette raison que dans toutes les circonstances je conseille d'avoir recours le plus promptement possible aux moyens que l'expé-

rience a démontrés les plus efficaces, qui sont encore les plus
prompts.

Lors donc qu'un ou plusieurs
chancres surviennent aux organes
de la génération de l'un et de
l'autre sexe, après un coït impur,
lorsqu'il n'y a pas trop d'inflammation, on pansera, si faire est
possible, les chancres avec de la
charpie un peu imbibée de cérat;
on renouvellera le pansement deux
fois dans les vingt-quatre heures;
s'il y avait beaucoup d'inflammation, le malade se baignera plusieurs fois le jour la verge dans

une décoction tiède de guimauve, la femme pourra faire des fomentations avec un linge fin et la même décoction, et les réitérera aussi plusieurs fois dans la journée. Le plutôt possible, le malade se soumettra à un traitement interne anti-vénérien, car plus tôt il le commencera, plus tôt il sera guéri.

Dès le premier jour il se purgera le soir en se couchant avec trois pillules de Beloste. Le lendemain matin il prendra dans une tasse de lait ou dans un verre d'eau sucrée une cuillerée à bouche de la dissolution mercurielle suivante, et qu'il continuera tous les matins jusqu'à la fin de la bouteille, et se purgera tous les trois à quatre jours avec deux ou trois pilules indiquées , selon que les premières lui auront produit plus ou moins d'effet. Pendant la journée il boira une ou deux tasses de la tisane indiquée ci-après. Tous les six jours il prendra un bain domestique ; et malgré la disparition des chancres, il suivra son traitement pendant tout le temps que durera sa bouteille mercurielle, et le terminera en prenant la médecine qui sera indiquée.

Deux gros et demi de pilules de Beloste doivent suffire pour tout le traitement, le malade ne doit pas les payer plus de vingt-deux sols chez l'apothicaire.

Pour la dissolution mercurielle, quinze grains de muriate oxigéné de mercure, que l'on fera dissoudre dans une pinte d'eau distillée, ne doivent pas coûter plus de trente sols.

Pour la tisane ordinaire :

Racine de chicorée, une petite poignée.

Racine de bardane, deux gros.

Saponaire, une petite poignée.
Réglisse, deux gros.

Faire bouillir pendant un quart-
d'heure dans une pinte et demie
d'eau de rivière, pour s'en servir
au besoin.

Médecine après le traitement.

Prenez : Follicules de séné, deux
gros.

Faites infuser dans un verre
d'eau bouillante.

Mettez : Manne, deux onces.

Coulez et ajoutez : Rhubarbe
en poudre, demi-gros.

Sulfate de soude, deux gros.

A prendre en une fois , le matin
à jeun ; et après chaque évacua-
tion , le malade boira une tasse
de bouillon aux herbes ou de
bouillon de veau.

Pour les enfans et pour les personnes du sexe, faibles et déli-
cates, on retranchera un gros de
séné et le demi-gros de rhubarbe
que l'on remplacera par une once
de sirop de violettes.

Pendant tout le temps nécessaire à sa guérison , le malade
aura soin de mener un régime de
vie convenable ; il évitera le café,

les liqueurs, les épices et les ragoûts, et sur-tout s'abstiendra de
communiquer avec l'autre sexe.
Il se tiendra chaudement pendant
l'hiver, etc.

Si outre les chancres dont nous
venons de parler, il y a complication de bubon ou de poulain à
l'aine, non-seulement il faut se
hâter d'administrer les remèdes in-
térieurs que je viens de prescrire,
mais il est encore indispensable de
couvrir, dès le commencement,
la partie douloureuse avec un em-
plâtre de *Vigo cum mercurio*, de
la grandeur au moins de la paume

de la main, toutefois après avoir rasé les poils, et que l'on doit laisser à demeure jusqu'après la cessation de la douleur et la disparition de la tumeur. Si malgré cette précaution et avant même qu'on puisse l'employer, le poulain ou le bubon a acquis un volume considérable, et si la douleur est très-forte, le repos le plus absolu, des cataplasmes émolliens faits avec une décoction de guimauve et la farine de graine de lin, et renouvelés trois ou quatre fois dans la journée, toujours à une douce température, calmeront souvent les accidens inflammatoires, et

rendront la tumeur moins douloureuse. Si au bout de quelques
jours de l'usage de ces moyens,
le malade se trouve beaucoup
soulagé, on remplacera les émolliens par les cataplasmes résolu-
tifs suivans : oignons de lis, trois
ou quatre, que l'on fera cuire
sous de la cendre chaude, et que
l'on écrasera bien ensuite pour
les faire entrer dans un cataplasme
d'eau ordinaire et de farine de
graine de lin. On aura soin de les
renouveler soir et matin jusqu'à
parfaite guérison du symptôme
local. Si enfin, malgré ces soins,
la suppuration se manifeste, ce

qui se reconnaît par l'augmentation des symptômes, il est alors
important au malade de se livrer
aux soins d'un médecin.

Si avec les chancres ou sans
eux, il existe des poireaux, verrues, choux-fleurs etc., même
traitement général à employer,
mêmes précautions à observer,
avec cette modification cependant, que si les poireaux, verrues, etc., ne sont que d'un très-
petit volume, et qu'après un mois
de traitement, s'ils n'ont pas entièrement disparu, le malade les
touchera tous les jours légèrement

avec la pierre infernale, ou mettra dessus un peu de poudre de sabine ou d'alun calciné, jusqu'à leur parfaite guérison ; mais pour ceux qui sont trop volumineux et qui ne pourraient pas céder à ces moyens, il est nécessaire que le malade vienne encore réclamer les conseils et les soins d'un chirurgien instruit ou d'un médecin.

Dans le phimosis, le paraphimosis et dans la cristalline, dont nous avons donné plus haut la description, le malade ne doit pas non plus se confier à ses propres lumières, pour calmer des accidens qui pourraient devenir promptement fâcheux, et qu'on ne saurait trop tôt arrêter.

Si les chancres, ou quelque autre symptôme vénérien, sont accompagnés de chaudepisse, s'il n'y a pas beaucoup de douleur, et si les progrès inflammatoires ne sont pas très-actifs, le malade pourra également se guérir lui-même de l'un et de l'autre, en faisant coïncider les deux traitemens; par exemple, en prenant la préparation mercurielle le matin ; dans la journée, en buvant abondamment de la tisane indiquée pour la chaude-pisse, en un mot, en suivant exactement ce que j'ai prescrit pour l'un et l'autre cas ; car je n'ai pas besoin d'observer que cette double ou triple complication a souvent été suivie des accidens les plus graves, et que dans cette circonstance, outre qu'il est très-difficile de bien juger soi-même de l'état de sa santé, je crois devoir avertir le malade que les conseils d'un médecin instruit pourront seuls le conduire à sa guérison.

Tout ce que nous avons dit jusqu'à présent se rapporte entièrement à la vérole commençante. Nous avons aussi démontré qu'elle cède plus promptement et plus facilement aux remèdes conseillés pour la combattre, lorsqu'on les administre de bonne heure.

Examinons maintenant la vérole invétérée dont les ravages répandus sur presque tous les organes ont plus ou moins altéré les solides et vicié les liquides.

De la Vérole invétérée, dans l'un et dans l'autre sexe.

La vérole est ancienne ou invétérée lorsqu'elle a plusieurs mois et plusieurs années d'existence, ce qu'il sera toujours facile de reconnoître quand les accidens ou symptômes vénériens dont nous venons de parler, ont constamment existé depuis leur apparition, ou qu'après la cessation de ces accidens les malades éprouvent de nouveau quelques-uns des symptômes ci-après; on aura aussi lieu d'en suspecter l'existence toutes les fois que des malades précédemment affectés de symptômes vénériens les auront négligés dans leur commencement, et lorsqu'ils auront été guéris à la hâte, ou traités par des remèdes externes répercussifs, tels que la cautérisation des chancres. On peut encore être certain de la présence de ce virus dans les humeurs, quand, après avoir été guéri des susdits accidens, le convalescent, sans s'être exposé à une rechute, voit reparaître des chancres, des poulains, poireaux, etc., comme aussi lorsque ces maux se manifestent long-temps après un commerce impur.

Quant aux symptômes de la vérole invétérée, ils varient si fort par leur nombre et leur nature, d'ailleurs ils sont si équivoques chez les personnes dont l'infection et la parfaite guérison sont douteuses, que les médecins les plus habiles et les plus expérimentés dans le diagnostic de cette maladie se font souvent scrupule d'en décider. Tant il est donc vrai de dire qu'aucune autre maladie ne demande plus de justesse dans la décision, plus de précautions dans les remèdes conseillés, et plus de savoir de la part du médecin.

Outre les symptômes de la vérole commençante, symptômes qui appartiennent aussi à la vérole invétérée, nous pouvons lui ajouter les suivans comme lui étant particuliers, et comme signes certains de son ancienneté.

Ces signes se manifestent ordinairement par des taches d'un jaune cuivreux quelquefois brunes, sans élévation à la peau, et entre-coupées à la poitrine, entre les épaules; par des excroissances sur toutes les parties du corps, de la forme de petites pommes de terre, dont j'ai eu occasion de faire deux fois la remarque; plus particulièrement encore par une gale sèche, dont les croûtes sont jaunes, et sous lesquelles on remarque de petits tubercules ronds et durs. Ces pustules affectent principalement la commissure des lèvres, la poitrine, le nez, le front, les tempes, le derrière des oreilles, et la partie chevelue de la tête. Les personnes infectées sont encore sujettes à des maux de tête presque permanens, à des douleurs profondes dans les bras et dans les jambes, douleurs qui se renouvellent et redoublent lorsque le corps est échauffé par la chaleur du lit. Plusieurs malades sont

sujets à un mal de gorge continu
qui rend la diglution plus ou
moins difficile, et quand on exa-
mine la gorge on trouve la luette,
les glandes amygdales ou le voile
du palais, affectés d'ulcères recouverts d'une matière jaunâtre
et épaisse. A mesure que la vérole
fait des progrès, ces ulcères se
multiplient, les os du palais, du
nez, et même les alvéoles des
dents sont ébranlés et tombent,
les gencives sont remplies d'ulcères, et quand le virus pénètre
dans les os, les malades éprouvent
pendant la nuit des douleurs vives
et inquiétantes, particulièrement

dans les os des bras et des jambes, dont les extrémités se tuméfient quelquefois, au point que les mouvemens des articulations ne se font plus, ou sont fort gênés. Le crâne, dont les os sont les plus extérieurs, et par conséquent le moins recouverts de parties molles, sont affectés d'exostoses qui sont des tumeurs dures et saillantes : les glandes du col des aisselles s'obstruent et s'ulcèrent ensuite, les malades sont aussi sujets à des ophtalmies et autres indispositions que les remèdes ordinaires ne guérissent point.

La vérole ancienne et invétérée

est un mal qui, en altérant toutes les fonctions animales, attaque le principe de la vie et produit une infinité de symptômes les plus pénibles. Les personnes infectées sont sujettes aux affections paralytiques, spasmodiques, hypocondriaques ; elle conduit à l'étisie et à la pulmonie ; elle expose le malade à prendre tous les maux auxquels il était disposé avant que l'infection l'eût atteint.

Si les symptômes que je viens d'énoncer, plus ou moins réunis, font preuve de la vérole chez les personnes dont l'infection est avérée, ces accidens isolés, sans autre certitude d'infection, rendent en échange l'existence de la vérole fort douteuse, et il n'y a que la réunion de plusieurs d'entre eux qui puisse rendre l'infection plus ou moins probable ; on peut cependant conclure pour l'affirmative, lorsque, après avoir mis en usage et sans effet les remèdes pour combattre ces accidens, ils ont sensiblement diminué par l'emploi des moyens administrés contre la vérole. Une autre preuve également triste et concluante pour constater la vérole chez les pères et mères, sont des avortons couverts de pustules et d'ulcères, et des enfans mal constitués, languissans dès qu'ils voient le jour, ou qui, après avoir paru sains, deviennent scrophuleux, ou prennent des maladies cutanées qui prouvent le vice des humeurs qu'ils ont apporté en venant au monde. Au reste, le degré de la vérole se reconnaît par le nombre des symptômes qui se rencontrent à-la-fois. Quand le virus n'a pas attaqué les os, et que les accidens dans les parties molles sont en petit nombre ou peu considérables, le malade pourra espérer une guérison plus prompte ; toutefois, il doit se faire diriger par un médecin qui, en lui prescrivant les remèdes les plus convenables à son tempérament, à son âge, à

son sexe, mettra sa santé à l'abri
de toute rechute et de ces accidens
sans nombre dont les résultats
sont souvent aussi pernicieux,
après un traitement mal dirigé,
que les symptômes les plus formidables de vérole.

Lorsque, par suite de baisers
impurs il survient à la bouche ou
à la langue des ulcères vénériens,
que l'on reconnaîtra toujours facilement par la description que j'en
ai faite en parlant des ulcères vénériens des organes de la génération, le malade suivra le traitement que j'ai prescrit contre la
vérole commençante, avec la conviction de se guérir radicalement,

en suivant la règle que je lui conseille.

Quant aux affections vénériennes des enfans nouveaux-nés,
et même des enfans de quelques
années, un médecin seul pourra
modifier le traitement qui convient à cet âge, parce que le médecin plus que personne est à
même de juger des actions de
leurs organes et de les préserver
des accidens qui ne manqueraient
pas de leur survenir pendant un
traitement mal dirigé, sans parler
encore des suites fâcheuses qui en
seraient nécessairement la suite.

Je termine ici ce que j'avais à
dire sur un objet d'une aussi

haute importance, bien convaincu que si le lecteur est jaloux de rétablir sa santé, altérée dans ses principes par un vice aussi impur que le vice vénérien, il réfléchira mûrement à ce que je viens d'écrire pour ses plus chers inté-rêts, et que, prévenu comme il doit l'être contre les pièges trompeurs que le charlatanisme tend à sa bonne foi et à sa crédu-lité, il suivra mes conseils ; et je me regarderai alors comme très-heureux d'avoir un peu contribué à lui conserver ou à lui procurer le premier de tous les biens, sans lequel tous les autres ne sont rien.

Post-Scriptum.

Une maladie sur laquelle les médecins observateurs ne sauraient trop fixer leur attention, est l'engorgement des articulations, connu sous les noms de *tumeurs blanches* ou de *tumeurs scrophuleuses*.

Cette maladie, dont les progrès sont lents à la vérité, mais dont les ravages sont aussi à craindre que difficiles à arrêter, lorsqu'une fois ils ont pris leur cours, est un feu qui couve sous la cendre, et que l'on ne saurait éteindre trop tôt.

Si un des plus grands bienfaits de la médecine est d'apaiser, de calmer nos douleurs et nos souffrances, que ne devrions-nous pas attendre de ses moyens, lorsque nous avons à combattre une maladie où cet excès de la sensibilité qui constitue la douleur est à peine sensible? Mais que mon raisonnement est peu fondé! Pourquoi faut-il encore qu'il soit en contradiction avec cette observation qui est le véritable flambeau de cette science divine, dont l'étendue semble effrayer l'imagination, en même temps qu'elle la console, dont les résultats sont infinis, en même temps que l'intelligence humaine se trouve trop resserrée, trop imparfaite pour en pénétrer également tous les mystères?

Si le médecin est obligé d'avoir recours aux opérations de la chirurgie dans quelques circonstances accidentelles et particulières, il ne faudrait pas en conclure que la médecine est insuffisante pour procurer la guérison du malade. Convenons plutôt avec franchise que si notre défaut de savoir et de connaissances nous force souvent ou de rester oisifs contemplateurs des progrès d'une cause viciée qui nous semble tenir d'une manière toute particulière à notre constitution, ou de la détruire par une opération chirurgicale, en faisant l'ablation de la partie affectée ; convenons que l'art n'en est pas moins puissant, quoique le moment ne soit point encore venu pour nous faire une si précieuse révélation.

La chirurgie, que l'on dit avoir

fait de si grands progrès dans toute l'Europe, mérite-t-elle réellement une si brillante réputation? Examinons sans partialité, et nous serons forcés de convenir que de si grands succès font une injure à nos connaissances, et montrent combien peu nous savons étudier les secrets de la nature et la deviner dans ses résultats.

Aussi, je suis loin de penser que l'art de la chirurgie soit de bien faire des opérations ; mais je dis, avec plus de raison, que son véritable but est de préserver des opérations.

Les gonflemens, les tumeurs des articulations, qui nécessitent si souvent (dans l'état actuel de nos connaissances) l'amputation

du membre affecté, ne sont-ils pas
des preuves de ce que je viens
d'avancer ? L'on prétend, par ce
moyen cruel et barbare, préserver,
garantir les jours du malade, que
souvent l'on précipite plus promptement encore dans le tombeau,
pour avoir voulu l'en réchapper,
après lui avoir fait éprouver tous
les tourmens, toutes les angoisses
de la douleur, qui rend les appro-
ches de la mort si terribles pour
ceux même qui auraient cru pouvoir l'envisager et l'attendre sans
effroi. Cependant, les maladies
des articulations peuvent se guérir ; j'en ai quelques exemples, et
mes recherches sur les maladies
vénériennes n'ont pas peu cor-
tribué à me fournir des moyens

auxquels je n'aurais jamais pensé, et à me découvrir des causes qui ont beaucoup contribué à éclairer mon jugement; et enfin à me faire penser avec juste raison que l'on ne doit pas témérairement entreprendre l'amputation des membres que l'on peut conserver en les guérissant : les tumeurs blanches sont particulièrement de ce nombre; et si je ne suis pas trompé dans mon attente, comme j'ai lieu de le croire, j'espère que le résultat de mes observations sur ce genre de maladies, observations éclairées déjà par plusieurs exemples de guérisons extraordinaires, dans des cas qui m'avaient paru d'abord désespérés, m'amèneront à des données plus générales et plus certaines, que je m'empresserai alors de publier dans un ouvrage sur les maladies des articulations.

Mais en attendant que je sois plus riche d'observations et de faits, je me livrerai sans relâche à modifier et à perfectionner mes topiques, que je regarde déjà comme un puissant spécifique contre l'engorgement des articulations, vu le nombre des personnes qui en ont éprouvé les heureux effets.

FIN.

Imprimerie de P. Gueffier, rue Guénégaud.